BEI GRIN MACHT SICH IHR WISSEN BEZAHLT

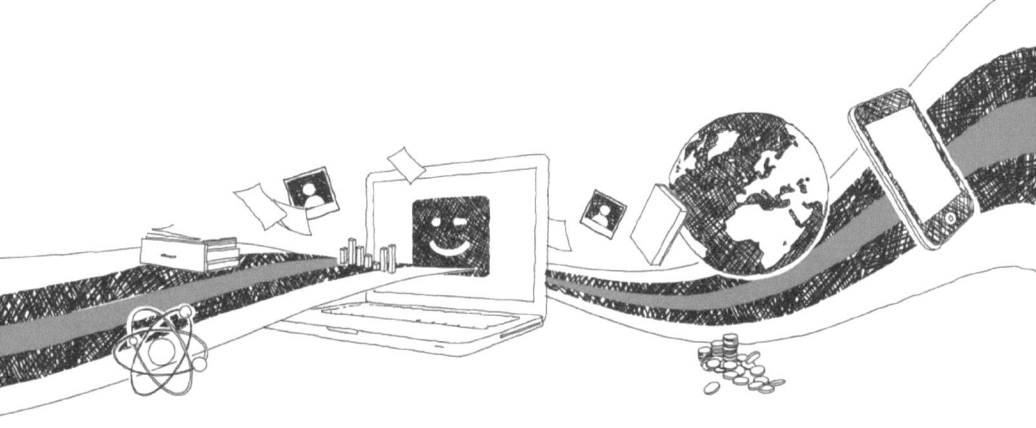

- Wir veröffentlichen Ihre Hausarbeit,
  Bachelor- und Masterarbeit

- Ihr eigenes eBook und Buch -
  weltweit in allen wichtigen Shops

- Verdienen Sie an jedem Verkauf

Jetzt bei www.GRIN.com hochladen und kostenlos publizieren

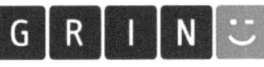

Telemedizin im deutschen Rettungsdienst. Einsatz in der präklinischen Versorgung

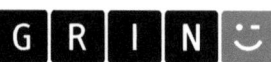

Bibliografische Information der Deutschen Nationalbibliothek:

Die Deutsche Nationalbibliothek verzeichnet diese Publikation in der Deutschen Nationalbibliografie; detaillierte bibliografische Daten sind im Internet über http://dnb.d-nb.de abrufbar.

ISBN: 9783346790439
Dieses Buch ist auch als E-Book erhältlich.

Druck und Bindung: Books on Demand GmbH, Norderstedt Germany
Gedruckt auf säurefreiem Papier aus verantwortungsvollen Quellen

Das vorliegende Werk wurde sorgfältig erarbeitet. Dennoch übernehmen Autoren und Verlag für die Richtigkeit von Angaben, Hinweisen, Links und Ratschlägen sowie eventuelle Druckfehler keine Haftung.

Das Buch bei GRIN: https://www.grin.com/document/1313124

ISBA Heidelberg

Die internationale Studien- und Berufsakademie

Physician Assistant Studium B.Sc.

Seminararbeit zum Thema:

Einsatz der Telemedizin in der präklinischen Versorgung

im deutschen Rettungsdienst

Inhaltsverzeichnis

1 Abbildungsverzeichnis

2 Tabellenverzeichnis

3 Abkürzungsverzeichnis

Abb.	Abbildung
Abs.	Absatz
EKG	Elektrokardiogramm
KTW	Krankentransportwagen
NAW	Notarztwagen
NEF	Notarzteinsatzfahrzeug
RDG	Rettungsdienstgesetz
RH	Rettungshubschrauber
RTW	Rettungswagen
SHT	Schädel-Hirn-Trauma
SQR-BW	Stelle zur trägerübergreifenden Qualitätssicherung im Rettungsdienst Baden-Württemberg
StGB	Strafgesetzbuch
Tab.	Tabelle
WHO	World Health Organization

4 Einführung

Deutschland verfügt über ein duales Rettungssystem. Dieses besteht aus qualifizierten nicht ärztlichen Rettungsdienstpersonal und Notärzten. Primär erfolgt die Alarmierung durch den Disponent auf der Leitstelle. Anhand von den Empfehlungen des Notarztindikationskatalogs entscheidet der Disponent, ob ein Notarzt indiziert ist oder ob ein Rettungswagen alleine ausreicht. Das Standortnetz der Rettungswagen ist in Deutschland deutlich dichter besiedelt als die Notarztstandorte, wodurch die RTW-Besatzung in den meisten Fällen mehrere Minuten vor dem Notarzt beim Notfallgeschehen eintrifft und mit der Patientenversorgung beginnt.

Insgesamt wurden 1.319.796 Notfalleinsätze im Jahr 2019 für den Rettungswagen und notarztbesetzte Rettungsmittel in Baden-Württemberg dokumentiert. Davon werden 77,6% der anfallenden Einsätze durch den Rettungsdienst alleine und 22,4% gemeinsam mit einem Notarzt bewältigt (SQR-BW, 2019b, S.14). Jedoch behindern nicht nur die steigenden Einsatzzahlen die optimale Patientenversorgung, sondern auch der Ärztemangel, wodurch einige Notarztstandorte nicht immer kontinuierlich besetzt sind (Luiz et al., 2011). Zudem kommt noch hinzu, dass nicht in allen Fällen eine unmittelbare zeitliche Verfügbarkeit des Notarztes garantiert ist. Besonders in ländlichen Regionen kommt es häufiger zu längeren Anfahrtswegen und somit zu einem verspäteten Eintreffen des Notarztes (Reimann et al., 2004). In solchen Fällen muss auf weiterentfernte Notarztstandorte oder bei optimalen Bedingungen[1] auf die Luftrettung ausgewichen werden. Dies ist jedoch mit zeitlicher Verzögerung und erhöhten Kosten verbunden. Bis zum Eintreffen des Notarztes übernehmen die Notfallsanitäter*innen die medizinische Behandlung und handeln nach bestem Wissen und Gewissen. Nicht selten kommt es vor, dass sie im Rahmen der sogenannten Notkompetenz[2] handeln, wodurch sie sich in einer rechtlichen Grauzone befinden (Landsleitner & Leibinger, 2013).

In genau diesen Punkten kann die Telemedizin unterstützen. Das telenotärztliche System überbrückt Zeit und Raum und gibt dem Rettungsdienstpersonal Rechtssicherheit beim Ausführen von ärztlichen Tätigkeiten bis zum Eintreffen des Notarztes oder bis zum Erreichen der Klinik. Es ist als ergänzendes Strukturelement zu verstehen.

---

[1] Die meisten Hubschrauber der Luftrettung dürfen nur tagsüber fliegen, somit ist nachts meistens kein Rettungshubschrauber verfügbar. Ebenso spielen die Wetterbedingungen für die Luftrettung eine wichtige Rolle.
[2] Die Notkompetenz wird in keinem Gesetzestext erwähnt (vgl. §34 StGB). Die Stellungnahmen der Bundesärztekammer sind unverbindlich.

Nach dieser Einführung in die Thematik werden im nächsten Kapitel wesentliche Begriffe besprochen. Anschließend werden verschiedene Einflussfaktoren im Zusammenhang für das Outcome von Notfallpatienten betrachtet.

Des Weiteren wird die technische Anforderung beschrieben, in der auch die Datenschutzbestimmungen und Datensicherheit miteinfließen. Ebenso wird das Konzept, wie der Arbeitsplatz von einem Telenotarzt in einem Kompetenzzentrum aussehen kann, aufgegriffen.

Nach diesem gesammelten Wissen wird die Einsatzmöglichkeit des teleassistierten Rettungssystems in der präklinischen Versorgung vorgestellt. In diesem Kapitel wird zwischen konventionellem Notarzt vor Ort und keinem Notarzt an der Einsatzstelle differenziert. Hier wird ebenfalls auf die allgemeine Delegationsfähigkeit von ärztlicher Leistung eingegangen. Darauf aufbauend wird speziell die Delegationsmöglichkeit auf dem telematischen Weg betrachtet.

Kapitel 9 schließt die Seminararbeit mit einer zusammenfassenden Schlussfolgerung ab.

5   Begriffsbestimmung

5.1   Telematik

Der Begriff „Telematik" wird aus den Worten Telekommunikation und Informatik gebildet:

TELEMATIK = TELEkommunikation + InforMATIK

Abbildung 1: Wortzusammensetzung - Telematik

(Quelle: Eigene Darstellung)

Die Telematik verbindet im Allgemeinen die Nutzung von modernen Telekommunikations-medien und die Verarbeitung von Informationen und Daten der Informatik (Wallentowitz & Reif, 2006).

Im Gesundheitswesen werden jegliche Daten über weite Entfernungen übertragen und bereit-gestellt. Dieses Verfahren überbrückt somit Raum und Zeit. Bei Daten kann es sich um pati-entenbezogene Informationen handeln, sowie Erfahrungen und Wissen, die im Rahmen der Patientenversorgung notwendig sind. Ebenso patientenunabhängige oder anonymisierte Daten bei der Abrechnung, Planung und Entscheidungsfindung für das weitere Vorgehen sind mög-lich (Roland Berger & Partner GmbH, 1997).

5.2   Telemedizin

Das Wort „Telemedizin" setzt sich aus den Begriffen Telematik und Medizin zusammen:

TELEMEDIZIN = TELEmatik + MEDIZIN

Abbildung 2: Wortzusammensetzung - Telemedizin

(Quelle: Eigene Darstellung)

Gemäß dieser Definition umfasst die Telemedizin einen Teilbereich der Telematik mit spezi-ellen Anwendungen innerhalb der Medizin und hat das Ziel, medizinische Versorgung im weitesten Sinne unabhängig von räumlicher Entfernung anbieten zu können (Schächinger et al., 1999).

Die WHO definiert Telemedizin allgemein als: „The delivery of healthcare services, where distance is a critical factor, by all healthcare professionals using information and communica-tion technologies for the exchange of valid information for diagnosis, treatment and preven-tion of disease and injuries, research and evaluation, and for the continuing education of healthcare providers, all in the interests of advancing the health of individuals and their com-munities" (WHO Group Consultation on Health Telematics, 1997. S. 9).

5.3 Präklinische Notfallmedizin und Notfallversorgung

Als präklinische Notfallmedizin, auch Notfallrettung genannt, bezeichnet man das aus der Klinik stammenden Fachgebiet der Notfallmedizin mit dem Unterschied, dass dieser Fachbereich außerhalb der Klinik ausgeübt wird (Habben et al., 2007).

Die allgemeine Funktion der Notfallrettung besteht darin, lebensrettende Maßnahmen am Notfallpatienten[3] durchzuführen, die Gesundheit und das Leben aufrechtzuerhalten, sowie die Betroffenen transportfähig zu machen, damit sie in Begleitung von qualifiziertem Personal ins nächstgeeignete Krankenhaus zur weiteren Versorgung gebracht werden können (vgl. §1 RDG Baden-Württemberg).

Die idealisierte Abfolge der Versorgung des Notfallpatienten bis hin zur Aufnahme in eine medizinisch geeignete Einrichtung lässt sich als sogenannte Rettungskette darstellen (Abb. 3). Die ersten beiden Glieder werden von Laienhelfer ausgeübt. Die Laien sichern das Notfallgeschehen ab und leiten Erste-Hilfe-Maßnahmen[4] ein. Daraufhin wählen die Ersthelfer die Notrufnummer 112 und melden das Notfallgeschehen. Der Disponent auf der Leitstelle sendet parallel einen Alarm an den Rettungsdienst, wodurch sich hier nun die thematisierte qualifizierte Notfallversorgung anschließt. Das eintreffende Rettungsdienstpersonal[5] übernimmt die Behandlung des Patienten. Das letzte Glied besteht aus der Übergabe des Notfallpatienten an die Notaufnahme oder Intensivstation der jeweiligen geeigneten Klinik zur weiteren qualifizierten Versorgung (Dierks, 2012).

Die Notfallrettung kann auf zwei Arten erfolgen. Zum einen durch die präklinische Notfallversorgung durch das Rettungsfachpersonal und zum anderen durch die Versorgung durch den Notarzt.

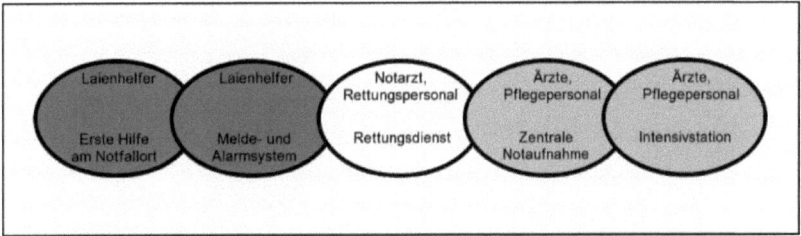

Abbildung 3: Rettungskette

(Quelle: Dierks, 2012)

---

[3] Notfallpatienten sind Personen, die sich infolge Verletzung, Krankheit oder sonstiger Umstände entweder in Lebensgefahr befinden oder bei denen schwere gesundheitliche Schäden zu befürchten sind, wenn sie nicht unverzüglich medizinische Hilfe erhalten, vgl. etwa § 1 Abs. 2 RDG Baden-Württemberg.
[4] Lebensrettende Sofortmaßnahmen am Notfallort, z.B. stabile Seitenlage.
[5] Das Rettungsdienstpersonal besteht aus speziell ausgebildetem nichtärztlichem Personal.

6 Einflussfaktoren des Patientenoutcomes in der präklinischen Notfallversorgung

Das Patientenoutcome[6] hängt von verschiedenen Kriterien ab. Zum einen gibt es Faktoren, die nicht durch die medizinische Versorgung beeinflusst werden können, wie beispielweise die Art der Erkrankung, Schweregrad oder die körperliche Verfassung der betroffenen Person.

Zum anderen gibt es Faktoren, die durch das anwesende Rettungsdienstpersonal beeinflussbar sind. Zu diesen Einflussfaktoren zählt unter anderem die Zeit zwischen akutem Notfallgeschehen und Eintreffen der qualifizierten Notfallrettung. Hier schließt sich ein weiterer relevanter Faktor an. Die vorher erwähnte qualifizierte Notfallrettung ist abhängig von dem gewählten Rettungsmittel.

Im Folgenden werden die oben genannten Einflussfaktoren näher beschrieben.

6.1 Einflussfaktor Zeit

„Jede Sekunde zählt" ist ein bekannter Spruch und beschreibt die Wichtigkeit der Zeit in einer Notfallsituation am besten. Die optimale Versorgung des Notfallpatienten kann häufig erst durch das Eintreffen des professionellen Rettungsdienstes gewährleistet werden. Der Zeitabschnitt bis zu diesem Eintreffen wird als therapiefreies Intervall bezeichnet (Fischer et al., 2016).

6.1.1 Prähospitalzeit

Als Prähospitalzeit wird die Zeitspanne vom Notrufeingang in der Leitstelle bis zur Transportübergabe an die Klinik bezeichnet. Diese Prähospitalzeit ist vor allem bei den Tracerdiagnosen[7] entscheidend und sollte nicht mehr als 60 Minuten betragen, auch bekannt als *The Golden Hour of Shock*. Eine Vielzahl von Studien und Statistiken ermittelten den Wert von 60 Minuten. Der Körper eines halbwegs gesunden Menschen kann eine Zentralisierung[8] ca. eine Stunde kompensieren, danach kommt es zum Organversagen und entwickelt sich immer weiter zu einem Multiorganversagen (Allinger, 2010).

---

[6] In der Medizin bezeichnet man als Outcome, auch Therapieergebnis genannt, das abschließende Resultat einer Therapie.
[7] Zeitkritische Krankheitsbilder werden als Tracerdiagnosen bezeichnet, diese sind schwere SHT, Apoplexe, Polytraumen, Sepsen, ST-Hebungsinfarkte, Reanimationen bei plötzlichem Kreislaufstillstand.
[8] Bei einer Zentralisierung versorgt der Körper nur noch lebenswichtige Organe, wie Herz und Gehirn.

6.1.2 Gesetzliche Hilfsfrist

In §3 Abs. 2 RDG Baden-Württemberg ist die Hilfsfrist wie folgt geregelt: „Im bodengebundenen Rettungsdienst ist bei der Notfallrettung die Zeit vom Eingang der Notfallmeldung in der Integrierten Leitstelle bis zum Eintreffen der Hilfe am Notfallort an Straßen (Hilfsfrist) maßgebend. Die Hilfsfrist soll aus notfallmedizinischen Gründen möglichst nicht mehr als 10, höchstens 15 Minuten betragen."

Jedoch spricht das Ministerium für Inneres, Digitalisierung und Migration aktuell von einer Umstrukturierung des Rettungsdienstes, indem sie die momentane Hilfsfrist von 15 Minuten auf 12 Minuten reduzieren wollen. Diese Neustrukturierung ist nur möglich, da der Bund erst die begrenzte Heilkundekompetenz für Notfallsanitäter*innen verabschiedet hat und ebenso die Einführung des Telenotarztsystems bevorsteht (Baden-Württemberg.de, 2021).

6.1.3 Hilfsfrist – Zahlen und Fakten

2016 erreichten die Rettungswagen sieben Minuten nach Alarmierung durch die Leitstelle das Notfallgeschehen, während die Notarzteinsatzfahrzeuge nach rund acht Minuten am Notfallort eintrafen (Baden-Württemberg.de, 2017)..

In über 90% der Fälle treffen die Rettungsmittel innerhalb der Hilfsfrist ein, obwohl die Einsatzzahlen im Vergleich zu 2012 von 909.000 Einsätze auf 1.063.000 Einsätze im Jahr (Stand 2016) gestiegen sind. Laut Innenminister Thomas Strobel sei das Ziel, dass RTW und NEF in 95% der Einsätze innerhalb der Hilfsfrist am Notfallort eintreffen sollen (Baden-Württemberg.de, 2017).

6.2 Einflussfaktor Rettungsmittel

Das Bundesland Baden-Württemberg besitzt 35 Rettungsdienstbereiche, 34 Leitstellen, die die Rettungsmittel disponieren. Des Weiteren gibt es 186 bodengebundene Notarztstandorte mit ca. 200 Rettungsmitteln, die notärztlich besetzt sind, sowie rund 440 Rettungswagen, die in mehr als 300 Rettungswachen untergebracht sind. Etwa 1,3 Millionen Einsätze kommen pro Jahr für diese Rettungsmittel auf. In diesen Zahlen, sind die Kranken- und Intensivtransporte, sowie die Einsätze der Luftrettung nicht miteinbezogen (SQR-BW, 2019a).

Der Rettungsdienst besitzt verschiedene Rettungsmittel. Die Rettungsmittel unterscheiden sich in der Qualifikation der Personen (Tab. 1), die das Rettungsmittel besetzten, sowie durch die technische Ausstattung des Fahrzeuges.

Tabelle 1: Qualifikation der Besatzung für das jeweilige Rettungsmittel in Baden-Württemberg

Rettungsmittel	Qualifikation des Rettungspersonals		
	Transportführer (Verantwortlicher)		Fahrzeugführer (Fahrer)
RTW	Notfallsanitäter/Rettungsassistent		Rettungssanitäter
NEF	Notarzt		Notfallsanitäter/Rettungsassistent
NAW	Notarzt	Notfallsanitäter/Rettungsassistent	Rettungssanitäter
KTW	Rettungssanitäter		Rettungshelfer
RH	Notarzt	Notfallsanitäter/Rettungsassistent	Pilot

(Quelle: Eigene Darstellung)

Die Rettungsleitstelle nimmt den Notruf entgegen und entscheidet dort welches Rettungsmittel zum Notfallgeschehen ausrückt. Diese Disponierung spielt für das Patientenoutcome eine entscheidende Rolle. In manchen Fällen muss der RTW vor Ort noch einen Notarzt nachfordern, dadurch kommt es zu einer zeitlichen Verzögerung der medizinischen Versorgung, da ein Notfallsanitäter beispielsweise keine Medikamente verabreichen darf (Crain, 1990).

7 Technische Anforderungen

Je nach Fachgebiet und Fragestellung gibt es verschiedene Anforderungen und Erwartungen an das telemedizinische System. Ein Beispiel hierzu ist die Teleradiologie. Hier ist die Anforderung, dass die übersendeten Daten getreu wiedergegeben werden können, da in diesem Fachgebiet ein befundfähiger Standard gefordert wird. Die Qualität von der übermittelnden Aufnahme darf sich nicht von der Originalaufnahme unterscheiden (Dierks, 2012).

In der Notfallmedizin jedoch ist die mobile Echtzeit-Datenübertragung aller Vitalparameter[9], sowie Bildaufnahmen vom Notfallort und Videomaterial aus dem Rettungswagen von zentraler Bedeutung. Ebenfalls benötigt das Rettungsteam eine mobile Einsatzeinheit zur Übertragung aller Parameter für den Fall, dass der Patient in einem kritischen Zustand[10] ist und deswegen nicht ins Fahrzeug gebracht werden kann. Des Weiteren muss eine stabile Audioverbindung aufrechterhalten werden, so dass ein Dialog zwischen Rettungsdienstpersonal und Telenotarzt, aber auch Patient und Telenotarzt möglich ist (Czaplik et al., 2014).

7.1 Datenschutz und Datensicherheit

Die bekannten Datenschutzbedingungen müssen auch bei telenotärztlicher Versorgung eingehalten und vom Datenschutzbeauftragten überprüft und bewilligt werden.

Die übertragenen Daten müssen mit einer dem aktuellen Stand der Technik entsprechenden Verschlüsselung gegenüber dem Zugriff durch Dritte geschützt sein. Nur Befugte dürfen personenbezogene Daten zur Kenntnis nehmen.

Datensicherheit bedeutet keinen Datenverlust zuzulassen. Um dies zu realisieren, muss ein hohes Maß an Speicherplatz zur Verfügung stehen (Dierks, 2012).

7.2 Mobilfunknetzte

Es ist nichts neues, das Deutschland im Thema Breitbandausbau das Schlusslicht in Europa ist. Jedoch ist uns nicht möglich, die Vorteile der Digitalisierung und der Telemedizin zu nutzen, solange der Breitbandausbau in Deutschland nicht vorangeht (Medizin, 2017). Das Notfallgeschehen kann zu jeder Zeit und an jedem Ort passieren. Somit besteht die Wahrscheinlichkeit, dass das auch in einem Bereich ohne ausreichenden Empfang passiert.

---

[9] Als Vitalparameter bezeichnet man Werte von wichtigen Körperfunktionen. Hierzu zählen die Herz- und Atemfrequenz, Blutdruck, Körpertemperatur und die Sauerstoffsättigung.
[10] Unter kritischen Zustand versteht man, wenn das Leben des Betroffenen bedroht ist.

Aus diesem Grund ist die parallele Nutzung von mehreren Mobilfunknetzen sinnvoll. Darüber hinaus sollten Grenzgebiete auch den Gebrauch von ausländischen SIM-Karten Providern in Erwägung ziehen. Nicht nur allein wegen des Empfangs ist die Verwendung von mehreren Datenkarten bzw. SIM-Karten empfehlenswert. Momentan ermöglicht die Einzelnutzung von Datenkarten keinen ausreichenden Datentransfer und führt zu Datenverlust und indirekt zu einer Patientengefährdung (Yperzeele et al., 2014).

7.3 Der Telenotarzt-Arbeitsplatz

Die Telenotärzte sitzen in einem sogenannten Kompetenzzentrum (Abb. 4). Hier werden die Einsatz- und Patientendaten, wie das EKG, die Vitalparameter, das Bild-, Audio- und Videomaterial in Echtzeit vom Notfallort gesammelt und vom speziell ausgebildeten und erfahrenen Telenotarzt ausgewertet. Die empfangenen Informationen werden übersichtlich auf mehreren Bildschirmen dargestellt, sodass der Telenotarzt den Einsatzablauf beobachten und die weitere Therapie einleiten kann. Außerdem hat er durch gesonderte Programme Zugriff auf besondere Datenbanken bzgl. Behandlungsmaßnahmen bei seltenen Erkrankungen, Medikamentendosierungen, Verhalten bei bestimmen Vergiftungen oder Handlungsempfehlungen und Leitlinien (Czaplik et al., 2014). Des Weiteren ist er in der Lage den Transport zu koordinieren und die weiterbehandelnde Klinik mit den wichtigsten Informationen zu kontaktieren und die bereits gesammelten Daten an diese zu schicken.

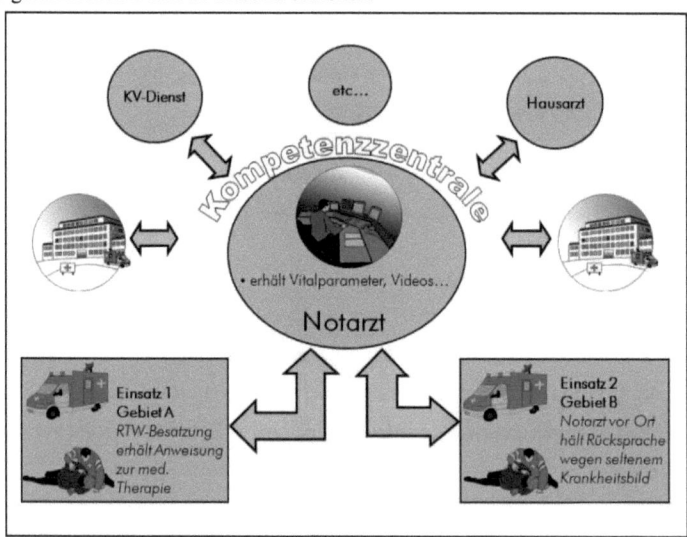

Abbildung 4: Abläufe und Vernetzung des Telenotarztes im Kompetenzzentrum

(Quelle: Dierks, 2012)

8 Einsatzmöglichkeiten der Telemedizin im Rettungsdienst

8.1 Notarzt vor Ort

Wie bereits in Kapitel 6.1. dargelegt, steht das Rettungsteam unter einem enormen Zeitdruck. Es müssen schnelle Entscheidungen in einer stressigen Notsituation gefällt werden. Dabei wirkt sich jede Entscheidung auf das Wohlbefinden des Patienten aus. Vor allem Notärzte mit wenig Erfahrung stehen besonders unter Druck. Ebenso bei Notfällen mit seltenen Erkrankungen oder die genaue Medikamentendosierung bei Kindern stellt eine Herausforderung für erfahrene Notärzte dar.

Demnach ist zu erwähnen, dass das nichtärztliche Rettungsdienstpersonal den Notarzt zur Hilfe ruft, wenn es nicht mehr weiter weiß. Doch wen fragt der Notarzt um Rat, wenn er mit der vorliegenden Situation überfordert ist?

Zur Vermeidung von solchen zeitkritischen Situationen kann die Einführung von telemedizinischen Systemen unterstützen. Der Notfallmediziner, der sich im Kompetenzzentrum befindet, steht seinem Kollegen, der sich vor Ort beim Patienten befindet, durch seine kompetente Beratung zur Seite (Skorning et al., 2009) und hat an seinem Arbeitsplatz ebenfalls Zugriff auf jedes Krankheitsbild, dessen Handlungsempfehlungen und ebenso auf die Dosierungen für jedes Medikament (Czaplik et al., 2014).

8.2 Kein Notarzt vor Ort

Der eigentliche Sinn des Telenotarztsystems besteht zum einem darin den Ärztemangel durch solche teleassistierte Rettungssysteme zu kompensieren, da der Telenotarzt im Kompetenzzentrum schneller abrufbar ist und sich parallel während der Transportzeit von Patient A um Patient B kümmern kann. Zum anderen überbrückt dieses System die Zeit bis zum Eintreffen eines konventionellen Notarztes.

Wie bereits in der Einführung erwähnt, werden mehr als zwei Drittel der Einsätze ohne notärztliche Begleitung gefahren. Die SQR-BW berichtet in ihrem Qualitätsbericht von 2019, dass es sich bei 19,5% aller gefahrenen Notarzteinsätze um Nachforderungen[11] handelt (SQR-BW, 2019b. S. 29). Das bedeutet, es kam in diesen rund ein Fünftel der Noteinsätzen zu zeitlichen Verzögerungen der weiterführenden medizinischen Versorgung.

---

[11] Mit Nachforderung ist gemeint, dass die Leitstelle „nur" einen RTW alleine zum Einsatzort alarmiert hat. Die RTW-Besatzung evaluiert den Patientenzustand und entscheidet, ob zusätzlich ein Notarzt notwendig ist. Ist dies der Fall, so wird der Notarzt nachgefordert.

8.2.1 Delegation ärztlicher Tätigkeiten im Rettungsdienst

Der Arzt kann die Durchführung von medizinischen Maßnahmen auf nichtärztliches Personal übertragen. Dies wird als Delegation bezeichnet. Allerdings spricht man hier lediglich von einer Assistenz und nicht von einer eigenständigen Ausübung der Heilkunde anstelle des Arztes. Ebenso wichtig zu erwähnen ist es, dass die Ausübung ärztlicher Tätigkeiten nur von speziell qualifiziertem nichtärztlichem Personal durchgeführt werden darf (Bundesärztekammer, 2008; Wanka, 2013). Laut der Stellungnahme der Bundesärztekammer hängen die Entscheidung und der Umfang der Delegation vom Schweregrad der Krankheit des Patienten und ebenfalls von der Qualifikation des nichtärztlichen Personals ab. Jedoch beschreibt die Stellungnahme nicht, ab wann der Patientenzustand als kritisch angesehen wird, sodass eine Delegation als problematisch gilt. Eine Erleichterung der Delegation besteht besonders dann, wenn es sich um standardisierte Leistungen und Routinetätigkeiten handelt (Bundesärztekammer, 2008).

8.2.1.1 Nicht delegationsfähige ärztliche Leistungen

Unter nicht delegationsfähigen ärztlichen Leistungen zählen solche Maßnahmen, die aufgrund der Schwierigkeit von der Durchführung, ihrer Gefährlichkeit oder wegen der unvorhersehbaren Reaktionen ein besonderes ärztliches Fachwissen voraussetzen und somit nur dem Arzt vorbehalten sind (Laufs & Uhlenbruck, 1999).

8.2.1.2 Generell delegationsfähige ärztliche Leistungen

Hierunter zählen Maßnahmen, für deren Durchführung kein besonderes Facharztwissen vorausgesetzt wird, sondern zum Pflichtbestandteil der Ausbildung in einem Gesundheitsfachberuf gehören (Laufs & Uhlenbruck, 1999).

8.2.1.3 Im Einzelfall delegationsfähige ärztliche Leistungen

Der Arzt hat die Möglichkeit in einem bestimmten Fall die Durchführung einer konkreten ärztlichen Maßnahme zu delegieren. Solche Tätigkeiten dürfen nur dann von speziell ausgebildetem Personal durchgeführt werden, wenn das persönliche Eingreifen des Arztes durch die Eingriffsart, Risikoabwägung oder schwere der Krankheit bzw. der Verletzung nicht vorausgesetzt ist (Laufs & Uhlenbruck, 1999).

Dadurch ist es möglich, dass Notfallsanitäter*innen einzelne ärztliche Tätigkeiten auf ärztlicher Anweisung und unter ärztlicher Aufsicht durchführen dürfen.

8.2.2 Delegationsmöglichkeit mit Hilfe telemedizinscher Systeme

Falls sich kein Notarzt vor Ort befindet, kann sich ein Telenotarzt aus dem Kompetenzzentrum zur Einsatzstelle hinzuschalten. Dadurch ist es dem Telenotfallmediziner möglich ärztliche Maßnahmen auf telematischen Wege zu delegieren. Selbstverständlich muss sich der Telenotarzt erst davon überzeugen, ob das ausführende Rettungsdienstpersonal die erforderliche Qualifikation und Erfahrung besitzt, um Durchführungsfehler zu vermeiden (Laufs & Uhlenbruck, 1999). Die Ärzte haben bei delegationsfähigen Leistungen eine Überwachungspflicht. Dies bedeutet er muss das Verhalten der ausführenden Kraft kontrollieren und somit gewährleisten, dass die Maßnahme ordnungs- und richtliniengemäß ausgeführt wird. Jedoch ist eine dauerhafte physische Anwesenheit des Arztes bei der Maßnahme nicht erforderlich (Fehn & Selen, 2003). Somit ist die Möglichkeit der räumlichen Distanz zulässig (Niederlag et al., 2007). Denn generell gilt in der präklinischen Notfallmedizin, dass sofort gehandelt werden muss, um schwere gesundheitliche Schäden abzuwehren oder zum Erreichen einer schnellen Verbesserung des Gesundheitszustandes. Durch Nachfordern des Notarztes kommt es zu Verzögerungen und führt unter Umständen zu irreversiblen gesundheitlichen Folgen.

Die telematische Delegation von ärztlichen Maßnahmen ist als eine erweiterte Handlungsmöglichkeit zu verstehen. Darüber hinaus ist zu erwähnen, dass die Notfallsanitäter*innen jederzeit die Ausführung der ärztlichen Maßnahme, aufgrund von Bedenken gegen die Maßnahme, ablehnen dürfen. Solche Bedenken können beispielsweise bei technischen Schwierigkeiten, fehlender Erfahrung bei der Ausübung der Tätigkeit oder Meinungsverschiedenheiten des Therapieverfahrens auftreten (Dierks, 2012).

9 Zusammenfassung und Schlussfolgerung

Die vorliegenden Fakten zeigen, dass die Implementierung eines teleassistierten Rettungssystems eine Verbesserung der Versorgung von Notfallpatienten, sowie zu einer Optimierung des Rettungsablaufs führen kann. Diese Qualitätssteigerung ist verbunden mit einer zu erwartenden Kostenreduktion, da man beispielsweise nicht mehr auf den Rettungshubschrauber ausweichen muss. Des Weiteren ist der Telenotarzt in der Lage die gesammelten Parameter und den Patientenzustand parallel an die Zielklinik zu senden. Somit ist die Zielklinik bestens über den Gesundheitszustand des Patienten informiert und kann gegebenenfalls Vorbereitungen für die Weiterbehandlung treffen. Ein weiterer positiver Aspekt ist die telematische Delegationsfähigkeit ärztlicher Tätigkeiten auf das nichtärztliche Rettungsdienstpersonal. Hierdurch ist nicht nur eine Entlastung des Rettungsteams und des Notarztes zu erwarten, sondern auch ein schnellerer Therapiebeginn des Notfallpatienten, da zum Beispiel Medikamente über telematische Anweisungen verabreicht werden dürfen. Dies führt gleichzeitig zur Rechtssicherheit für die Notfallsanitäter*innen, die bisher in solchen Situationen in einer rechtlichen Grauzone gehandelt haben. Ebenso ein gezielterer Einsatz der konventionellen Notärzte ist möglich und wirkt dem stetig wachsenden Ärztemangel entgegen.

Jedoch ist zu erwähnen, dass der Einsatz der Telemedizin im Rettungsdienst hohe Anforderungen an die Qualität der eingesetzten Technik aufweist. Das bedeutet, dass die Politik ihre Hausaufgaben machen und den Breitbandausbau in Deutschland vorantreiben muss. Ansonsten ist es nicht möglich die Vorzüge der Telemedizin zu nutzen.

Nach einer persönlichen Einschätzung der Verfasserin dieser Arbeit, die auch im Rettungsdienst tätig ist und über mehrjährige praktische Erfahrung in diesem Bereich besitzt, sehe die Möglichkeit und den Wandel des Rettungsdienstes durch den Einsatz der Telemedizin, um vor allem die langen Versorgungszeiten bis zur Diagnosefindung zu verkürzen. Dies ist zu einem auf die mangelnde technische Ausstattung zurückzuführen, die benötigt wird, um eine gesicherte Diagnose zu stellen, aber auch durch das zum Teil fehlende Fachwissen. Diese Komponenten sind aber entscheidend für die Wahl der Zielklinik, denn ein Patient mit akutem Myokardinfarkt sollte in eine medizinische Einrichtung gebracht werden, die über einen Herzkatheter[12] verfügt.

---

[12] Unter einem Herzkatheter versteht man eine invasive kardiologische Untersuchung der Herzkranzgefäße.

Natürlich kann der Telenotarzt den konventionellen Notarzt nicht ersetzten, aber er ergänzt die fehlenden Strukturen, die in einem Einsatzablauf auftreten können und erweitert die Möglichkeiten für den Fall, dass keine konventionellen Notärzte verfügbar sind.

10 Literaturverzeichnis

10.1 Bücher/Artikel

Crain, S. (1990). Aufgaben und Funktion der Leitstelle für den Rettungsdienst, Brand- und Katastrophenschutz. In G. Hierholzer & H. J. Böhm (Eds.), *Reanimation im Rettungswesen* (pp. 110–116). Springer Berlin Heidelberg.

Czaplik, M., Bergrath, S., Rossaint, R., Thelen, S., Brodziak, T., Valentin, B., Hirsch, F., Beckers, S. K., & Brokmann, J. C. (2014). Employment of telemedicine in emergency medicine. Clinical requirement analysis, system development and first test results. *Methods of Information in Medicine, 53*(2), 99–107. https://doi.org/10.3414/ME13-01-0022

Dierks, C. (2012). Rechtsfragen des Einsatzes der Telemedizin im Rettungsdienst. Eine Untersuchung am Beispiel des Forschungsprojektes Med-on-@ix. *Medizinrecht, 30*(1), 75–75. https://doi.org/10.1007/s00350-011-2964-6

Fehn, K., & Selen, S. (2003). *Rechtshandbuch für Feuerwehr und Rettungdienst.* Stumpf + Kossendey.

Fischer, M., Kehrberger, E., Marung, H., Moecke, H., Prückner, S., Trentzsch, H., Urban, B., & Eckpunktepapier-Konsensus-Gruppe, F. der. (2016). Eckpunktepapier 2016 zur notfallmedizinischen Versorgung der Bevölkerung in der Prähospitalphase und in der Klinik. *Notfall + Rettungsmedizin, 19*(5), 387–395. https://doi.org/10.1007/s10049-016-0187-0

Landsleitner, B., & Leibinger, S. (2013). Notkompetenz im Rettungsdienst – Theorie und Praxis. *retten!, 2*(02), 84–87.

Laufs, A., & Uhlenbruck, W. (1999). Handbuch des Arztrechts. *Dtsch Arztebl International, 96*(34–35), A-2122-. https://www.aerzteblatt.de/int/article.asp?id=18668

Luiz, T., van Lengen, R. H., Wickenkamp, A., Kranz, T., & Madler, C. (2011). [Operational availability of ground-based emergency medical services in Rheinland-Palatinate: state-wide web-based system for collation, display and analysis]. *Der Anaesthesist, 60*(5), 421–426. https://doi.org/10.1007/s00101-010-1826-3

Medizin, S. (2017). Erfolg der Telemedizin steht und fällt mit dem Breitbandausbau. *Info Diabetologie*, *11*(4), 51. https://doi.org/10.1007/s15034-017-1142-y

Niederlag, W., Dierks, C., Rienhoff, O., & Lemke, H. U. (2007). Rechtliche Aspekte der Telemedizin. *Dtsch Arztebl International*, *104*(5), A-256-. https://www.aerzteblatt.de/int/article.asp?id=54308

Reimann, B., Maier, B. C., Lott, R., & Konrad, F. (2004). Gefährdung der Notarztversorgung im ländlichen Gebiet. *Notfall & Rettungsmedizin*, *7*(3), 200–204. https://doi.org/10.1007/s10049-004-0656-8

Roland Berger & Partner GmbH (1997): Telematik im Gesundheitswesen –Perspektiven der Telemedizin in Deutschland. Studie der Roland Berger & Partner GmbH, International Management Consultants, München, 1997. Im Auftrag des Bundesministe-riums (BM) für Bildung, Wissenschaft, Forschung und Technologie 1997

Schächinger, U., Stieglitz, S. P., Kretschmer, R., & Nerlich, M. (1999). Telemedizin und Telematik in der Notfallmedizin. *Notfall & Rettungsmedizin*. https://doi.org/10.1007/s100490050179

Skorning, M., Bergrath, S., Rörtgen, D., Brokmann, J. C., Beckers, S. K., Protogerakis, M., Brodziak, T., & Rossaint, R. (2009). „E-Health" in der Notfallmedizin – das Forschungsprojekt Med-on-@ix. *Der Anaesthesist*, *58*(3), 285. https://doi.org/10.1007/s00101-008-1502-z

Wallentowitz, H., & Reif, K. (Eds.). (2006). Telematik. In *Handbuch Kraftfahrzeugelektronik: Grundlagen, Komponenten, Systeme, Anwendungen* (pp. 457–487). Vieweg. https://doi.org/10.1007/978-3-8348-9121-1_10

World Health Organization [WHO] (1998): A Health Telematics Policy. Report of the WHO Group Consultation on Health Telematics, 11-16 Dec., Geneva, 1997, WHO 1998, S. 9.

Yperzeele, L., Van Hooff, R.-J., De Smedt, A., Valenzuela Espinoza, A., Van Dyck, R., Van de Casseye, R., Convents, A., Hubloue, I., Lauwaert, D., De Keyser, J., & Brouns, R. (2014). Feasibility of AmbulanCe-Based Telemedicine (FACT) study: safety, feasibility and reliability of third generation in-ambulance telemedicine. *PloS One*, *9*(10), e110043. https://doi.org/10.1371/journal.pone.0110043

10.2 Onlinepublikationen

Allinger, P. (2010). *Golden Hour of Shock - Optimierung der Einsatzzeit.* Technische Hilfeleistung. http://www.technische-hilfeleistung.info/2010/06/23/golden-hour-of-shock-optimierung-der-einsatzzeit/ (abgerufen am 05.03.2021)

Baden-Württemberg.de. (2017). *Rettungsdienst in Baden-Württemberg schnell vor Ort.* https://www.baden-wuerttemberg.de/de/service/presse/pressemitteilung/pid/hilfsfristdaten-fuer-2016-veroeffentlicht/(abgerufen am 05.03.2021)

Baden-Württemberg.de. (2021). *Neuausrichtung der Hilfsfrist im Rettungsdienst.* https://www.baden-wuerttemberg.de/de/service/presse/pressemitteilung/pid/neuausrichtung-der-hilfsfrist-im-rettungsdienst-1/?pk_medium=social#:~:text=Die Hilfsfrist ist in Baden,bis höchstens 15 Minuten vor. (abgerufen am 05.03.2021)

Bundesärztekammer. (2008). *Persönliche Leistungserbringung - Möglichkeiten und Grenzen der Delegation ärztlicher Leistungen.* https://www.bundesaerztekammer.de/fileadmin/user_upload/downloads/Empfehlungen_Persoenliche_Leistungserbringung.pdf (abgerufen am 06.03.2021)

Habben, M., Antewerps, F., Wolfert, C., & Schmidt, A. (2007). *Notfallmedizin.* DocCheck Flexikon. https://flexikon.doccheck.com/de/Notfallmedizin (abgerufen am 13.03.2021)

SQR-BW. (2019a). *Notfallrettung.* https://www.sqrbw.de/rettungsdienst/notfallrettung/ (abgerufen am 05.03.2021)

SQR-BW. (2019b). *Qualitätsbericht - Berichtsjahr 2019 - Rettungsdienst Baden-Württemberg.* https://www.sqrbw.de/fileadmin/SQRBW/Downloads/Qualitaetsberichte/SQRBW_Qualitaetsbericht_2019.pdf

Wanka, K. (2013). *Delegation.* https://flexikon.doccheck.com/de/Delegation#:~:text=Delegation ist innerhalb der Zusammenarbeit,der Intensivmedizin bereits praktiziert wird. (Abgerufen am 07.03.2021)